《脊柱伤病**1000**个为什么》丛书 | 总主编 韦以宗

（第四分册）

脊椎骨折
80个为什么

主编 张盛强 关宏刚

中国中医药出版社
·北京·

图书在版编目（CIP）数据

脊椎骨折80个为什么 / 张盛强，关宏刚主编 . —北京：中国中医药出版社，2019.6

（脊柱伤病1000个为什么）

ISBN 978 – 7 – 5132 – 5484 – 7

Ⅰ.①脊… Ⅱ.①张…②关… Ⅲ.①脊柱 – 骨折 – 防治 – 问题解答 Ⅳ.① R683.2–44

中国版本图书馆 CIP 数据核字（2019）第 040576 号

中国中医药出版社出版

北京经济技术开发区科创十三街 31 号院二区 8 号楼

邮政编码 100176

传真 010-64405750

河北省武强县画业有限责任公司印刷

各地新华书店经销

开本 880×1230 1/32 印张 2.25 字数 39 千字

2019 年 6 月第 1 版 2019 年 6 月第 1 次印刷

书号 ISBN 978 – 7 – 5132 – 5484 –7

定价 25.00 元

网址 www.cptcm.com

社 长 热 线 010-64405720

购 书 热 线 010-89535836

维 权 打 假 010-64405753

微信服务号 zgzyycbs

微商城网址 https://kdt.im/LIdUGr

官 方 微 博 http://e.weibo.com/cptcm

天猫旗舰店网址 https://zgzyycbs.tmall.com

如有印装质量问题请与本社出版部联系（010-64405510）

《脊柱伤病1000个为什么》丛书
编委会

第四分册
《脊椎骨折80个为什么》
编委会

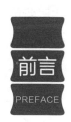

　　《脊柱伤病 1000 个为什么》是一套科普作品，向大众普及人体脊柱解剖结构、运动功能、运动力学知识及常见脊柱伤病的病因病理和诊断治疗、功能锻炼、预防养生的基本知识，共 15 分册，即《脊柱解剖名词 120 个为什么》《脊柱运动与运动力学 100 个为什么》《脊椎错位是百病之源 70 个为什么》《脊椎骨折 80 个为什么》《颈椎病 86 个为什么》《椎间盘突出 84 个为什么》《胸背痛 30 个为什么》《青少年脊柱侧弯 64 个为什么》《腰椎管狭窄症 54 个为什么》《腰椎滑脱 48 个为什么》《下腰痛 30 个为什么》《青年妇女腰胯痛 30 个为什么》《脊椎骨质疏松 54 个为什么》《脊柱保健练功 100 个为什么》《脊柱食疗保健 50 个为什么》。

　　2016 年 10 月 25 日，中共中央国务院发布《健康中国 2030 规划纲要》指出："大力发展中医非药物疗法，使其在常见病、多发病和慢性病防治中发挥独特作用。""到 2030 年，中医药在治未病中的主导作用……得到充分发挥。"①

新版《中华人民共和国职业大典》新增的专业——中医整脊科，正是以"调曲复位为主要技术"的非药物疗法。该学科对人类脊柱运动力学的研究，揭示的脊柱后天自然系统，将在防治脊柱常见病、多发病和慢性病以及治未病中起到独特作用和主导作用。

一、脊柱与健康

当前，颈腰病已严重威胁人类的健康，世界卫生组织已将颈椎病列为十大危害人类健康之首。据有关资料表明，颈腰病年发病率占 30%。在老年人疾病中，颈腰病占 43%，并波及青少年。据调查，有 18.8% 的青少年颈椎生理曲度消失、活动功能障碍。

脊柱可以说是人体生命中枢之一，它包括了人体两大系统，即骨骼系统的中轴支架和脊髓神经系统。除外自身疾病，人体的器官（除大脑之外）几乎都受脊髓神经系统的支配。所以，美国脊骨神经医学会研究证明，人体有 108 种疾病是脊椎错位继发。

----

① 《中国中医药报》2017 年 8 月 7 日发表的"中医整脊学：人类脊柱研究对健康的独特作用"。

当今，危及人类生命的肿瘤与癌症，一般多认为是免疫功能障碍所致。中医学将人类的免疫功能称为"阳气"，"阳气者，若天与日，失其所，则折寿而不彰"（《素问·生气通天论》）。而位于脊柱的督脉总督阳经，是"阳脉之海"（《十四经发挥》）。可见，脊柱损伤，不仅自身病变，而且骨关节错位，导致脊神经紊乱而诱发诸多疾病。脊椎移位，督脉受阻，阳气不彰（免疫功能下降），可导致危及生命的病症。因此，脊柱的健康也是人体的健康。

二、中医整脊学对人类脊柱的研究

中医对人体生命健康的认知，是"道法自然""天人合一"的，对脊柱的认识是整体的、系统的、动态的。伟大的科学家钱学森说过："系统的理论是现代科学理论里一个非常主要的部分，是现代科学的一个重要组成部分。而中医理论又恰恰与系统论完全融合在一起。"系统论的核心思想是整体观念。钱学森所指的中医系统论，不仅仅局限在人体的系统论，更重要的是天人合一的自然整体观。

系统在空间、时间、功能、结构过程中，没有外界特定干预，这个系统是"自然组织系统"，又称"自组织系统"。人体生命科学的基本概念是"稳定的联系构成系统的结构，保障

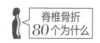
系统的有序性"。美国生理学家 Cannon 称为生命的稳态系统，即人体是处在不断变化的外环境中，机体为了保证细胞代谢的正常进行，必须要求机体内部有一个相对稳定的内环境。人类脊柱稳态整体观，表现在遗传基因决定的脊柱骨关节系统、脊髓脊神经系统和附着在脊柱的肌肉韧带系统的有序性。

我们将遗传基因决定形成的系统，称为"脊柱先天自然系统"，即"先天之炁"。如果说，脊柱先天自然系统是四足哺乳动物共同特征的话，中医整脊学对人类脊柱的研究，则揭示了人类特有的"脊柱后天自然系统"，即"后天之气"。

中医整脊学研究证明，人类新生儿脊柱与四足哺乳动物脊柱是一个样的，即没有颈椎和腰椎向前的弯曲。当儿童 6 个多月坐立后，出现腰椎向前的弯曲（以下简称"腰曲"）；当 1 周岁左右站立行走后，颈椎向前的弯曲（以下简称"颈曲"）形成。颈曲和腰曲形成至发育成熟，使人类的脊柱矢状面具备 4 个弯曲——颈曲、胸曲、腰曲和骶曲。这四个弯曲决定了附着脊柱的肌肉韧带的序列，椎管的宽度，脊神经的走向，脊柱的运动功能，乃至脏腑的位置，这是解剖生理的基础。特别是腰曲和颈曲，是人类站立行走后功能决定形态的后天脊柱自然系统组成部分。中医整脊学称之为"椎曲论"，即颈腰椎曲是解剖生理的基础、病因病理的表现、诊断的依据、治疗的目标和疗效评定的标准，是中医整脊科的核心理论之一。

中医整脊学对人类脊柱研究发现另一个后天自然系统，是脊柱四维弯曲体圆运动规律。人类站立在地球上，脊柱无论从冠状面或矢状面都有一中轴线——圆心线。颈椎前有左右各一的斜角肌，后有左右各一的肩胛提肌和斜方肌；腰椎前有左右各一的腰大肌，后有左右各一的竖脊肌。这四维肌肉力量维持脊柱圆运动，维持系统的整体稳态。

由于系统是关联性、有序性和整体性的，对于脊柱整体而言，腰椎是结构力学、运动力学的基础。腰椎一旦侧弯，下段胸椎反向侧弯，上段胸椎又转向侧弯，颈椎也反侧弯；同样，腰曲消失，颈曲也变小，如此维持中轴平衡。

中医整脊学研究人类脊柱发现的脊柱后天自然系统，还表现在脊柱圆筒枢纽的运动力学，以及脊柱轮廓平行四边形平衡理论上。脊柱的运动是肌肉带动头颅、胸廓和骨盆三大圆筒，通过四个枢纽关节带动椎体小圆筒产生运动的。脊柱轮廓矢状面构成一个平行四边形几何图像，从而维持其系统结构的关联性、有序性和整体性。

三、疾病防治的独特作用和主导作用

脊柱疾病的发生，就是脊柱系统整体稳态性紊乱。整体稳态性来源于生命系统的协同性，包括各层次稳态性之间的协同作用。脊柱先天性自然系统的稳态失衡，来源于后天自然系统各层次稳态性协同作用的紊乱。根据系统整体稳态的规律，我们发掘整理中医传统的非药物疗法的正脊骨牵引调曲技术，并通过科学研究，使之规范化，成为中医整脊独特技术。以此非药物疗法为主要技术的中医整脊学，遵循所创立的"理筋、调曲、练功"三大治疗原则，"正脊调曲、针灸推拿、内外用药、功能锻炼"四大疗法，以及"医患合作、筋骨并重、动静结合、内外兼治、上病下治、下病上治、腰痛治腹、腹病治脊"八项措施的非药物疗法为主的中医整脊治疗学。调曲复位就是改善或恢复脊柱的解剖生理关系，达到对位、对线、对轴的目的。

根据脊柱后天自然系统——脊柱运动力学理论指导形成的中医整脊治疗学，成为脊柱常见病、多发病和慢性病共25种疾病的常规疗法，编进《中医整脊常见病诊疗指南》。更重要的是，中医整脊非药物疗法为主的治疗技术，遵循系统工程的基本定律，即"系统性能功效不守恒定律"，是指系统发生变化时，物质能量守恒，但性能和功效不守恒，且不守恒是普遍的、无限的。其依据是：由物质不灭定律和能量守恒定律可知，系统内物质、能量和信息在流动的过程中物质是不灭的、能量是守恒的，而反映系统性能和功效的信息，因可受干扰而失真、放大或缩小，以至湮灭，故是不守恒的。

脊柱疾病的发生，是后天自然系统整体稳态（性能和功效）失衡，影响到先天自然系统的物质和能量（骨关节结构、神经、血液循环和运动功能）紊乱，进而发生病变。中医整脊学非药物为主的治疗方法，就是调整后天自然系统的性能和功效，维护先天自然系统的物质和能量（不损伤和破坏脊柱骨关节结构等组织），是真正的"道法自然"的独特疗法，也必将在脊柱病诊疗中起到主导作用。

　　另一方面，中医整脊在研究人类脊柱圆运动规律中，发现青年人端坐1小时后，腰曲消失，颈曲也变小，证明脊柱伤病的主要病因是"久坐"导致颈腰曲紊乱而发生病变，因此提出避免"久坐"，并制订"健脊强身十八式"体操，有效防治脊柱伤病。脊柱健，则身体康。中医整脊学对人类脊柱的研究，在治未病中的主导作用，必将得到充分发挥。

　　综上所述，《脊柱伤病1000个为什么》丛书将有助于广大读者了解自身的脊柱，以及脊柱健康对人体健康的重要性，进而了解脊柱常见疾病发生和防治的规律，将对建设健康中国、为人类的健康事业做出贡献。

世界中医药学会联合会脊柱健康专业委员会

会长　韦以宗

2018年8月1日

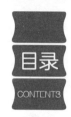

脊椎骨折80个为什么

脊椎骨折80个为什么

脊椎骨折80个为什么

脊椎骨折80个为什么

1. 为什么老年人容易发生脊椎骨折?

答: 首先随着年龄的增长, 人体与各种骨代谢有关的激素分泌, 无机元素储备、分布, 乃至各组织、器官的反应能力出现重大变化, 骨代谢特点发生改变, 出现了各种类型的骨质疏松(图1)。然后就是老年人生理功能减退, 对外界反应能力低下, 保护性反射减慢, 发生外伤的机会明显增多。最后老年人由于晕厥、视力问题、外周血管问题、力弱、平衡、关节问题等易出现跌倒。这些均是老年人容易发生脊椎骨折的原因。

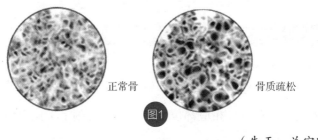

正常骨　　　　　　骨质疏松

图1

（朱干、关宏刚）

2. 为什么老年人在无外伤史的情况下也会出现脊椎骨折?

答: 老年人常伴有骨质疏松症, 骨质疏松症患者由于骨质数量减少，骨的微结构破坏导致骨的脆性增加，强度降低，所以在转身、持物、开窗、车颠簸或咳嗽（图2）等日常生活中，也可发生骨折。骨折部位多发生在胸腰部，所以老年人在无外伤的情况下，也会出现脊椎骨折。

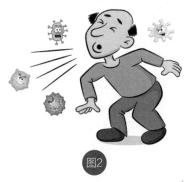

图2

（朱干、关宏刚）

3. 为什么高处坠落易导致脊椎骨折？

答：从高处坠落时若臀部触地躯干前屈，或头枕部触地颈椎前屈，使脊柱相应部位椎体前半部受到上下位椎体、椎间盘的挤压而发生压缩性骨折（图3）。若患者从高处仰面摔下，背部或腰部撞击木架等物体，被冲击的部位形成杠杆支点，使脊柱骤然过伸，椎体前上缘或前下缘撕脱骨折，棘突椎板相互挤压而断裂。若高处坠落时一侧臀部触地，易发生椎体侧方楔形压缩骨折。

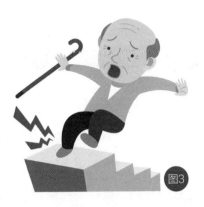

图3

（朱干、关宏刚）

4. 为什么过度向一侧屈曲或旋转会导致脊椎骨折?

答：脊柱受到屈曲或向一侧旋转的两种复合暴力作用，造成棘上、棘间韧带牵拉损伤（图4），旋转轴对侧的小关节囊撕裂、关节突关节脱位、椎管变形，脊髓受压。

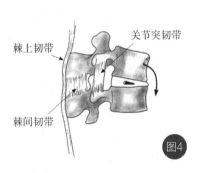

棘上韧带
关节突韧带
棘间韧带

图4

（朱干、关宏刚）

5. 为什么突然刺激引起的肌肉紧张可导致脊椎骨折?

答:突然刺激引起的肌肉紧张是最常见的骨折原因,由于肌肉急骤而不协调收缩,在肌肉骤然张力收缩的过程中,其对抗肌未能协调;虽突然受到阻力,但是肌肉仍旧不自主地收缩牵拉,造成脊柱棘突或横突撕脱性骨折,脊柱的稳定性不受破坏,骨折移位较小。

(朱干、关宏刚)

6. 为什么高速行驶的汽车急刹车时乘车人容易出现脊椎骨折并脊髓损伤?

答:高速行驶的汽车急刹车的瞬间乘车人因下半身被安全带固定,躯干上部由于惯性而急剧前移(图5),以前柱为枢纽,后、中柱受到牵张力而破裂张开,造成经棘上棘间韧带—后纵韧带—椎间盘水平断裂;或经棘突—椎板—椎体水

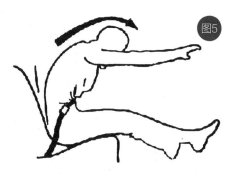

图5

平骨折，往往移位较大，脊髓损伤较多见。

（朱干、关宏刚）

7. 为什么脊椎骨折会损伤脊髓?

答：脊椎骨是中空的，外面是坚硬的脊椎骨骨骼，里面是空心的，容纳脊髓，脊髓与脊椎骨内面紧密相贴，当脊椎骨受到外力撞击受伤后，会出现脊椎骨移位或者骨折，移位的脊椎骨或者突向椎管内的骨头碎片严重者会引起椎管狭窄，压迫脊髓（图6），甚至骨折块可刺伤脊髓，引起出血，严重的引起马尾神经损伤症状。

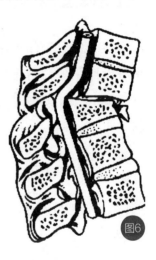

图6

（朱干、关宏刚）

8. 为什么脊椎骨折可能会导致瘫痪?

答：脊椎骨折是临床上常见的创伤之一，常常伴有脊髓的压迫和脊髓神经根的受损。由于脊椎骨折引起的瘫痪，主要是由于脊髓和脊髓神经根的受压和损害，所以受伤后首先要积极治疗，但是治疗后的效果主要和神经根受压及受损的程度有关。如果伤势较轻和治疗及时的话，一般预后还是比较满意的；如果伤势较严重，那么预后就不是很令人满意。

（朱干、关宏刚）

9. 为什么脊椎骨折会导致二便失禁？

答：不是所有的脊椎骨折都会导致二便失禁，只有严重的脊椎骨折，导致脊髓、马尾神经损伤才有可能引起二便失禁（图7）。如果受伤之后能够在短时间内及时手术，解除压迫，并辅助药物治疗，就可能避免出现这种情况，如果脊髓

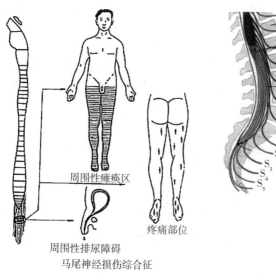

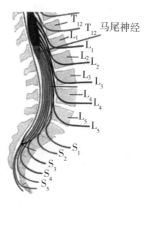

周围性瘫痪区

疼痛部位

周围性排尿障碍
马尾神经损伤综合征

图7

休克（即脊髓暂时丧失反射活动能力）持续时间长，可能造成截瘫，一般需要观察 1 个月左右。

（朱干、关宏刚）

10. 为什么脊椎骨折会两肋肋部疼痛？

答：胸椎骨折后，因为外伤后瘀血肿块形成，导致神经通道狭窄变形，可引起肋间神经发炎（图 8），出现肋间神经痛，一个或几个肋间部位从背部沿着肋骨间向胸腹前放射，呈半环状分布。多为单侧受累，也有双侧。咳嗽、深呼吸、打喷嚏时引起疼痛加重，在胸椎棘突、棘突间或椎旁按压或叩击时有疼痛感觉，性质多为针刺样或火烧样疼痛，有沿着肋间神经放射的特点。

（朱干、关宏刚）

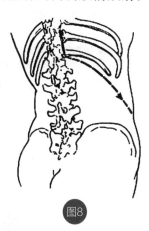

图8

11. 为什么腰椎压缩性骨折会出现腹胀？

答：腰椎压缩性骨折合并局部出血，因腹膜后血肿刺激内脏神经，引起肠蠕动障碍，所以可出现腹胀和腹痛（图 9）。

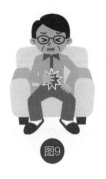

图9

急性期需要绝对卧床休息，宜给予静脉补液及营养，视肠鸣音情况恢复饮食。

（高群兴、王魁峰）

12. 为什么脊椎骨折的患者容易便秘？

答：脊椎骨折，一般都需要绝对卧床休息。长期卧床并发症之一就是便秘（图10），另外疼痛刺激也会影响胃肠蠕动，出现便秘。因此，要指导脊椎骨折的患者多饮水，每日

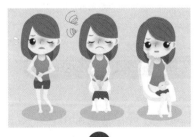

图10

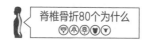
喝水大于2000mL，少吃辛辣的食物，多食粗纤维食物，如芹菜、韭菜、土豆、白菜等。如无糖尿病，每天晨可饮蜂蜜水。养成定时排便的习惯；提肛训练；腹部顺时针环形按摩；呼吸训练吐气呼气等。便秘严重且多日未解大便时，应在医生的指导下服用泻药（如番泻叶）或灌肠。

（高群兴、王魁峰）

13. 为什么脊椎骨折后血糖会升高？

答：在某些应激情况下，如感染、发热、外伤、手术、心脑血管意外等，可出现应激性高血糖，因为应激情况下体内会分泌导致血糖升高的激素如糖皮质激素、胰高血糖素、生长激素等。因此，应激状态下血糖可能会升高。随着应激因素的逐渐消除，血糖也将恢复正常。骨折及手术均属于应激现象，可根据血糖情况给予相应处置，待骨折痊愈后再做葡萄糖耐量等相关检查，再次对患者血糖进行评估。

（高群兴、王魁峰）

14. 为什么腰椎骨折会伴有胸口、肋骨痛？

答：腰椎骨折发生时，因为暴力所致肌肉骤然紧张牵拉，可

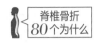
引起肋间部位向胸腹前壁放射性疼痛，产生肋间神经炎、肋软骨炎及胸肋关节炎症等，所以腰椎骨折后，可引发胸口及肋骨疼痛。

（高群兴、王魁峰）

15. 为什么脊椎骨折患者有的仅出现局部压痛，有的既有局部压痛又有活动障碍，甚者出现感觉、运动功能丧失、大小便障碍？

答：每个人脊椎骨折损伤程度或者脊椎骨折的部位不同，引起的症状也不同，若为轻度压缩性骨折，未压迫神经及脊髓，由于局部气血瘀滞，仅表现为局部疼痛，若骨折较严重或骨折部位刚好是神经通路，压迫刺激神经，则出现活动障碍（图11），甚至出现下肢丧失感觉，更严重的是骨折损伤脊髓时，受损平面以下的感觉、运动功能将丧失，出现大小便失禁。

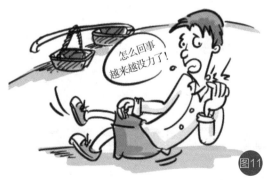

图11

（高群兴、王魁峰）

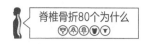
16. 为什么可根据外伤后运动及感觉丧失区域，来推断脊髓损伤的平面？

答：脊髓神经解剖的节段结构特点决定了脊髓损伤的节段性表现（图12）。脊髓损伤后，在损伤水平以下脊髓的运动、感觉、反射及括约肌、植物神经功能受到不同程度的损害。脊髓损伤平面反映脊髓损伤的严重性，颈椎损伤（$C_1 \sim T_1$）造成四肢瘫，胸腰椎损伤（T_1以下）造成截瘫。脊髓损伤平面是确定患者康复目标的主要依据。对完全性脊髓损伤患者来说，脊髓损伤平面一旦确定，其康复目标基本可确定。对

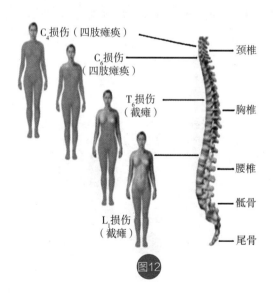

C_4损伤（四肢瘫痪）

C_6损伤（四肢瘫痪）

T_6损伤（截瘫）

L_1损伤（截瘫）

颈椎

胸椎

腰椎

骶骨

尾骨

图12

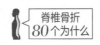
不完全性脊髓损伤患者来说，应具体确定脊髓损伤平面以下的肌力。脊髓损伤平面对选择康复治疗方法，制订护理方案和评价疗效有重要意义。

（高群兴、王魁峰）

17. 为什么胸腰段在脊椎骨折中发病率最高？

答：胸腰段为临床骨科的习惯用词，一般指胸 12 至腰 1 椎体或指胸 11 至腰 2 椎体（图 13）。此处是较固定的胸椎向较活动的腰椎的转换点，是胸椎后突向腰前突的转换点，同时也是关节突关节面由冠状面转为矢状面处的转换处，容易遭受旋转负荷的破坏，所以胸腰段在脊椎骨折中发病率最高。

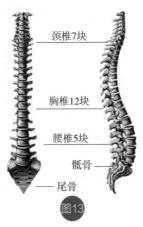

颈椎7块

胸椎12块

腰椎5块

骶骨

尾骨

图13

（高群兴、王魁峰）

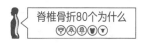
18. 为什么颈椎骨折比胸腰椎骨折危险性更高?

答:颈椎位置较胸腰椎高,颈椎骨折容易损伤控制呼吸的脊髓,尤其是颈6椎节以上的完全性脊髓损伤者更有可能由于呼吸肌麻痹而造成呼吸困难,肺部痰液无法咳出,导致呼吸衰竭,并继发坠积性肺炎,严重威胁患者生命。

(高群兴、王魁峰)

19. 为什么感觉不到明显疼痛,却说我腰椎骨折?

答:老年人胸腰椎单纯压缩性骨折时,压缩程度轻,无神经、脊髓压迫症状(图14),加上老年人痛阈比正常人要高,对疼痛不敏感,所以感觉不到明显疼痛,但是可通过拍片明确脊椎压缩骨折。

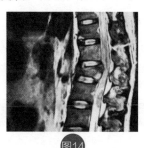

图14

(高群兴、王魁峰)

20. 为什么有的患者腰椎骨折后仍能活动?

答：有些患者受伤不严重，骨折椎体压缩不明显，未影响腰椎的稳定，腰椎骨折未损伤神经、脊髓时，症状较轻，疼痛不明显或仅出现腰部局部疼痛，活动受限，但是仍能活动。

（高群兴、王魁峰）

21. 为什么脊椎骨折夜里更痛?

答：脊椎骨折后，局部血液循环较差，需重新建立骨痂才能快速生成，所以早期会有疼痛。因为夜间迷走神经兴奋，导致痛感明显，加之白天注意力较分散，忽视了受伤部位的疼痛，而夜间较为安静，且夜间骨折处局部肿胀更明显，所以脊椎骨折夜里更痛。

（陈东军、张盛强）

22. 为什么外伤不是脊椎骨折的唯一原因?

答：许多老年人由于骨质疏松加上长时间劳作，会导致

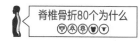

脊柱慢性疲劳性压缩性骨折，此类脊椎骨折是在无外伤情况下发生的（图 15）。

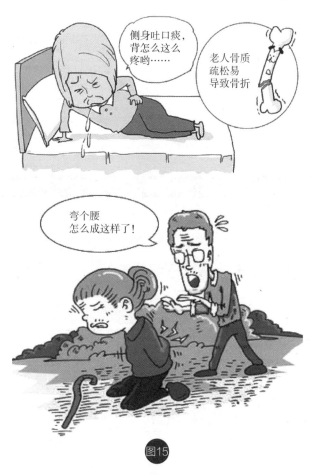

图15

（陈东军、张盛强）

23. 为什么脊柱疼痛及活动受限不是诊断脊椎骨折的金标准?

答：脊柱疼痛及活动受限还可见于腰椎间盘突出症或者单纯脊柱骨性关节炎等脊柱病变，这并不是脊椎骨折的特有症状，可进一步做影像学检查以明确诊断。

（陈东军、张盛强）

24. 为什么对脊椎骨折患者均应进行详细的神经系统检查?

答：因为脊椎骨折容易损伤脊髓和神经，严重的可以危及患者的呼吸、心跳等生命体征（图16），详细的神经

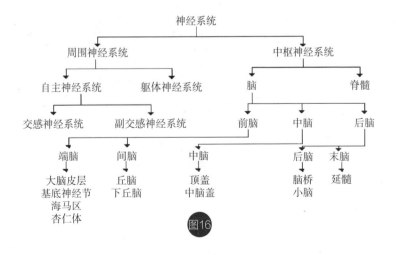

图16

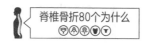

系统检查能确定是否存在脊髓损伤，及推断脊髓损伤平面。可以判断脊椎骨折患者的病情，给现场的救治和后期的治疗提供有效的依据。如果不进行神经系统检查，容易出现漏诊和误诊，不合适的搬动会加重患者的神经损伤，使病情加重。

（陈东军、张盛强）

25. 为什么脊椎骨折伴脊髓损伤时要进行电生理检查？

答：电生理检查包括肌电图和体感诱发电位（SEP）检查等（图17），能确定脊髓损伤的严重程度，帮助预测

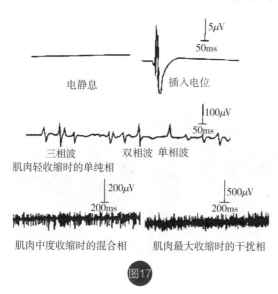

图17

功能恢复情况，并对脊柱脊髓手术起到监护脊髓功能的作用。当伤后仍有或伤后不久就出现体感诱发电位者，其恢复的可能性较大，而且体感诱发电位的改善往往先于临床体征。如伤后体感诱发电位完全消失，多提示脊髓的完全性损伤。

（陈东军、张盛强）

26. 为什么脊椎骨折的患者拍X光片要包括正、侧、双斜位片？

答：X线片检查对确定脊柱损伤的部位、类型和程度，以及指导治疗方面具有极为重要的价值，是初步判断脊柱损伤的首选方法。通过脊柱正、侧、双斜位X片的检查（图18），可以较完整地观察椎体及其附件的形态，了解脊椎骨

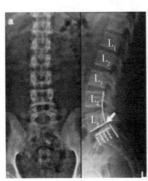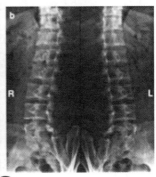

图18

折的损伤部位和程度。帮助判断受损椎体的稳定性，判断脊髓或神经是否受压，对选择手术的时机及手术的方式也有帮助。

（陈东军、张盛强）

27. 为什么脊椎骨折患者卧床时会有小便困难？

答：①可能是脊椎骨折后控制膀胱的中枢神经损伤引起的排尿功能障碍；②可能是脊椎骨折损伤脊神经引起尿潴留（特别是腰椎骨折引起的马尾神经损伤）；③可能是因骨折长时间卧床引起排尿习惯、排尿环境改变，患者一时无法适应卧床排尿。

（陈东军、张盛强）

28. 为什么颈椎骨折的患者头颈部的位置对拍片显示骨折非常重要？

答：一般来说，仰卧位时颈椎处于轻度伸展位，可使不明显的骨折复位（图19）。这种自然条件下的复位使骨折线不易被发现，也可使移位程度较轻的Ⅱ型骨折看上去接近Ⅰ型骨折，而给诊断、分型和治疗带来一定的困难和偏差。

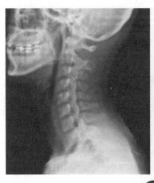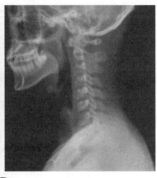

图19

（陈东军、张盛强）

29. 为什么脊椎骨折患者拍 X 光片后有些患者还需要拍螺旋 CT 片或 CT 三维重建？

答：螺旋 CT（图 20）扫描可清楚显示脊柱三柱解剖结构和骨折部位骨折线走向，尤其对 X 线平片难以发现的脊柱后柱结构（包括椎弓、椎板、横突、棘突、椎间关节及韧带）骨折、碎骨片的显示和移位情况、椎小关节骨折和椎管狭窄程度等，同时还可判断骨折的稳定性及脊髓受伤和并发症发生情况。CT 三维重建是将 CT 得到的二维灰阶数据经计算机处理，得到 X、Y、Z 三维灰阶数据，并显示具有真实感的三维解剖结构，能很直观地显示骨折关节的损伤情况，对骨折形态做全面的了解，有助于骨折正确分型，为骨科医师选择

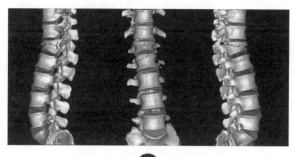

图20

合适的治疗方案提供依据。

（陈东军、张盛强）

30. 为什么脊椎骨折后要外敷中药？

答：《黄帝内经》记载："若其病既有定所，在皮肤筋骨之间，可按而得之，用药包敷之，闭塞其气，使药性从毛孔而入其腠里通经贯络，或提而出之，或功而散之，较服药尤为得力。"中药外敷是运用中药归经原则，以气味俱厚药物为引导率领群药，开结行滞直达病灶，故可透入皮肤，产生活血化瘀、通经走络、开窍透骨、祛风散寒等功效。现代药理学研究表明，中药可促进血管扩张、血管再生，增加骨折区的血供，促进骨折的愈合。

（陈东军、张盛强）

31. 为什么脊椎骨折后需要辨证内服中药？

答：中医学认为骨折愈合的过程是一个"瘀去、新生、骨合"的过程，就现代医学来说，把骨折愈合的过程分为"血肿机化期、骨痂形成期、改建塑形期"，而近代研究表明，辨证内服中药在骨折愈合的各个阶段皆能发挥作用，如改善血液循坏，促进血肿的吸收和机化，促进骨折部位骨基质钙盐沉积，提高骨痂的质量和生物力学性能，刺激骨生长因子的分泌与合成。

（王旭、张盛强）

32. 为什么胸腰椎骨折初期腹胀便秘中药疗效好？

答：中医学认为，胸腰椎骨折后腹胀便秘的主要原因在于筋伤骨断，血瘀气滞，瘀血化热，在肠胃积滞之后造成腑气不通。而且在治疗的过程中，患者要保持绝对的卧床休息，减少活动，改变了原来的排便习惯，饮食减少，饮水不足，因此对津液进行消耗，会使肠道失调，最终造成大便秘积。而根据中药的"四气五味"，辨证使用中药，能起到祛瘀、行气、增液、润肠、通便的效果。

（王旭、张盛强）

33. 为什么说脊椎骨折治疗恢复或改善生理曲度至关重要?

答：从侧面看，脊柱有四个生理曲度（图21），即向前的颈曲、腰曲，向后的胸曲、骶曲，脊柱如同一个大的弹簧，能缓冲震荡，保护大脑与内脏。当脊柱曲度发生异常改变后，脊柱的内在平衡丧失，人体会动用一切力量恢复脊柱的稳定性，如肌肉的代偿性增大等，久而久之，肌肉会失去其柔韧性和弹性，脊柱的承重能力和稳定性也会减弱，从而引起各种疼痛，所以说，在脊椎骨折治疗中，恢复或改善生理曲度至关重要。

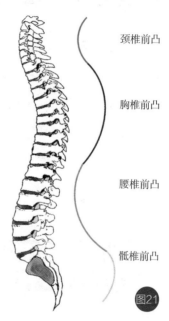

颈椎前凸

胸椎前凸

腰椎前凸

骶椎前凸

图21

（王旭、张盛强）

34. 为什么胸腰椎骨折要做腹部 B 超检查?

答：因为胸腰椎骨折患者常会出现下腹部不适，例如下腹疼痛、胀气、便秘等症状，腹部 B 超可以判断腹腔内是否

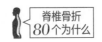

有腹水或出血，并排除肝、胆、脾等脏器的损害，避免漏诊及误诊，为进一步治疗创造良好的条件。

（王旭、张盛强）

35. 为什么脊椎骨折要做下肢血管彩超？

答：脊椎骨折容易损伤脊髓，脊髓损伤后瘫痪肢体因血流缓慢及局部血液黏稠度增加可造成肢体或下肢静脉血栓形成，静脉回流阻塞，出现相应的肢体肿胀，皮肤溃疡，严重的出现肢体坏疽。所以做下肢血管彩超可以早期发现、预防和早期治疗，防止病情进一步恶化。

（王旭、张盛强）

36. 为什么脊椎骨折有些可以手术治疗，有些又可以中医复位治疗？

答：根据脊椎骨折损伤程度及其稳定性可选择不同的治疗方法，如胸腰椎单纯压缩性骨折患者可仰卧于硬板床上，在骨折部位垫厚枕，使脊柱过伸，或采用两座法过仰复位，也可以采用双踝悬吊法等中医治疗，同时积极行腰背肌锻炼。对稳定型的颈椎骨折，可采用颌枕带卧位牵引复位。但对有神经症

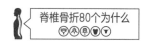
状和有骨折块挤入椎管内者，不宜复位，需早期行手术治疗。

（王旭、张盛强）

37. 为什么老年人脊椎压缩性骨折选择中医治疗为主？

答：首先，"中医治疗"是相对于"手术治疗"而言的。由于老年骨质疏松性脊椎骨折患者自身的脏器功能处于衰弱状态，而且机体代偿功能差。若选择手术治疗，手术风险高、创伤大、并发症多是患者难以接受的。另外，由于大多数脊椎压缩性骨折为非爆裂性骨折，没有手术治疗的必要性，通过中医治疗，既可免去手术风险、术后并发症出现等，又可获得较佳的疗效。所以，中医治疗是老年性压缩骨折的主要治疗方案。

（王旭、张盛强）

38. 为什么要判断脊椎骨折的稳定性？

答：临床上，根据骨折分类判断脊柱稳定性和根据影像学检查，明确脊髓有无受压及受压部位，是制订治疗方案的主要依据。换句话说，骨折稳定性高的可以选择中医治疗，稳定性较差的就很可能需要手术内固定来维持力学的稳定性。所以，对脊柱骨性稳定的判断显得尤为重要，这是治疗方案制订的前提和必要步骤。

（王旭、张盛强）

39. 为什么有些脊椎骨折患者需要做内固定结合椎体成形术？

答：内固定结合椎体成形术可重建伤椎的力学性能，降低内固定物的应力，避免后凸畸形和椎体高度的远期丢失。它通过填充可注射性硫酸钙粉末经伤椎灌注成形（图22），不仅可提高椎体的稳定度和强度，还可作为支架爬行替代，降低椎弓根螺钉应力，防止伤椎塌陷、断钉、弯钉等。

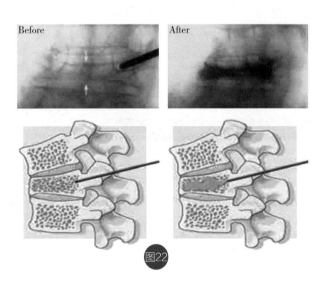

图22

（王旭、张盛强）

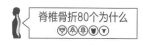
40. 为什么卧床配合腰部垫枕也能治疗腰椎单纯压缩性骨折？

答：凡遇到腰椎单纯性脊柱压缩性骨折，即稳定性骨折、脊柱附件无骨折、无神经损伤症状的患者，使患者在硬板床上平卧（图23），保持脊柱平直，同时于受伤椎体下垫适当高度的软枕（5~10cm），使骨折椎体局部保持过伸位牵拉，使得由于椎体压缩而皱褶的前纵韧带重新恢复原有张力，并牵引椎体前缘张开，以达到部分甚至全部复位。同时后侧关节突关节也得到恢复和改善，以整复和矫正压缩性骨折的畸形。

图23

（王旭、张盛强）

41. 攀门拽伸复位法出自什么年代？什么著作？
与西医华生琼斯氏法是否属同一原理？两者相差多少年？

答：公元1331年，李仲南著《永类钤方》，首次报道应

用布牵引过伸复位脊椎
骨折（攀门拽伸法）（图
24），美国外科医生华生
琼斯报道应用过伸法复位
脊椎骨折是在 20 世纪 40
年代，较李仲南晚 600 多
年。此法是使患者俯卧于

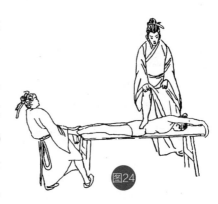

图24

硬板床上，患者双手攀住木板上缘，三人在下腰部与双下肢
拔伸牵引，医者用双手按压骨折部进行复位。这是一种非过
伸位脊椎骨折复位法，适用于不稳定性的屈曲型胸腰椎压缩
或粉碎骨折，以及老年体弱的患者。

（莫华勇、张盛强）

42. 脊柱悬吊复位法出自什么时候？什么著作？复位原理是什么？

答：危亦林所著的《世医得效方》，最早提出对脊椎骨折
采用悬吊复位法（图25）。危氏指出："凡挫脊骨，不可用手
整顿，须用软绳从脚吊起，坠下身直，其骨使自归窠。未直，
则未归窠，须要坠下，待骨直归窠。然后用大桑皮一片，放在
背皮上，杉树皮两三片，放在桑皮上，用软物缠夹定，莫令

屈。用药治之。"危氏认为，脊椎骨折可由于外伤或间接暴力引起，这种间接暴力往往造成脊椎压缩性骨折，需采取悬吊的复位方式，使脊柱保持过伸位，骨折才能复位。此种方法国外很晚才掌握。直到1927年，英国医学家达维斯（Daris）才提出采用悬吊复位法，与危亦林相比，晚了600多年。

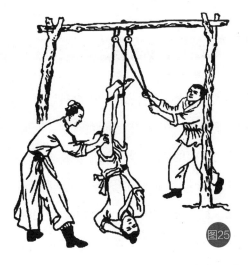

图25

（莫华勇、张盛强）

43. 垫枕法出自什么年代？什么著作？

答：垫枕法（图26）源自《回回药方》（1331年）。让患者仰卧在木板床上，骨折部下面垫枕，枕的中心在骨折部，逐步加枕垫高，每天坚持，一般要两个月左右的时间。垫枕

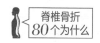

不能太高，每个垫枕大约高 10cm、宽 15cm、长 25cm。

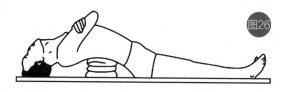

图26

（莫华勇、张盛强）

44. 为什么脊椎骨折术后要用脱水剂及地塞米松治疗 3~5 天?

答：先跟大家普及一下什么叫"脱水剂"及"地塞米松"。简单地说，脱水剂是指减轻或消除水肿的药物，而地塞米松则能减轻和防止组织对炎症的反应，从而减轻炎症表现。患者脊椎骨折手术后，由于手术牵拉刺激等造成神经根水肿，久之出现变性，导致疼痛加剧，且有时难以缓解。这时可以使用脱水剂及地塞米松治疗 3~5 天，以抗炎、消肿，减轻脊髓水肿，稳定细胞膜的完整性，避免术后并发症，减轻术后疼痛，促进病情的恢复。

（莫华勇、张盛强）

45. 为什么有的脊椎骨折患者用药物外敷也可达到治疗的效果?

答：此处说的脊椎骨折是指骨折不严重，拍片检查未见

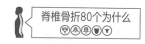

神经脊髓受压，且无感觉运动功能障碍（一般是指单纯性的压缩骨折），患者仅出现骨折处局部疼痛，活动不利，可予活血祛瘀、消肿止痛之剂外敷患处，以达到清除骨折瘀血，消除炎症、水肿的效果。

（莫华勇、张盛强）

46. 为什么腰椎骨折卧床患者要做拱腰锻炼？

答：患者进行适当的拱腰锻炼，有助于因椎体压缩而皱折的前纵韧带重新恢复原有张力，并牵拉椎体前缘张开，使压缩的椎体能够达到部分甚至全部复位，同时也可以使后侧关节

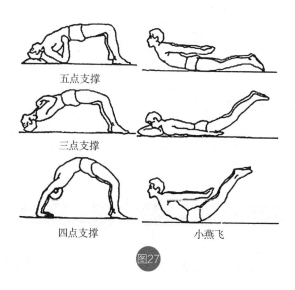

五点支撑

三点支撑

四点支撑

小燕飞

图27

突关节关系得到恢复和改善，而且还可以达到锻炼腰背肌的功能，增加腰背肌力量来保护脊柱，可以更好地保持腰部正常的生理曲度，加快愈合。另外，三点、四点、五点支撑法不建议早期腰椎骨折患者进行锻炼，一般于卧床2周后进行（图27）。

（莫华勇、张盛强）

47. 为什么强调脊椎骨折并脊髓损伤的患者要尽早治疗？

答：脊髓损伤的程度除与损伤当时致伤能量的大小有关外，亦与损伤后脊髓受压时间的长短、轻重，脊髓缺血的程度和持续时间有密切关系。脊椎骨折并脊髓损伤说明当时致伤能量较大，损伤严重，随着受压时间和缺血程度的加重，脊髓损伤也将发生由部分到完全、由可逆到不可逆的病理学改变，造成不必要的损害。故脊椎骨折并脊髓损伤的患者要尽早治疗以减轻患者症状及减少脊髓损伤程度，加快患者的康复，必要时应尽快进行手术治疗以减少脊髓受压时间。

（莫华勇、张盛强）

48. 为什么脊椎骨折的患者要早期进行功能锻炼？

答：脊椎骨折的患者因损伤气血、卧床等原因致气血运行不畅，因此合理的功能锻炼及早期练功可促进全身气血流通，加强新陈代谢，提高机体抵抗力，减少肌肉萎缩，保持肌肉力量，恢复脊柱生理曲度，促进骨折愈合和功能恢复，防止肺炎、褥疮、尿路感染、关节僵硬等并发症，调动患者主观能动性去战胜疾病。且功能锻炼越早开始恢复越理想，越晚进行则功能恢复所需的时间越长。脊椎骨折的患者早期合理功能锻炼是治疗脊椎骨折的重要阶段，是防止发生并发症及早恢复功能的重要保证。

（莫华勇、张盛强）

49. 为什么脊椎骨折患者进行功能锻炼应循序渐进？

答：脊椎骨折的患者早期骨折尚未稳定，疼痛剧烈，因而应在医护人员的指导下积极地遵循动静结合、循序渐进的功能锻炼，脊椎骨折的功能锻炼有一定顺序和原则，以主动运动为主，被动运动为辅。练功早期，未瘫肌肉的主动锻炼对防止肌肉萎缩是十分重要的，已瘫肢体可通过被动活动防止肌肉挛缩、关节僵硬。功能锻炼强度也应由小到大，难度应由易到难，逐渐达到治愈的目的。脊椎骨折患者进行的功能锻炼常有：直腿抬高运动、交叉蹬腿锻炼、五点支撑法等。

（莫华勇、张盛强）

50. 为什么脊椎骨折并脊髓损伤手术后需佩戴支具?

答：因为脊椎骨折并脊髓损伤经手术治疗的大多都是高能量严重损伤，比如交通事故等，损伤的外力强大，脊柱损伤严重，不仅损伤脊椎骨，而且周围软组织及脊髓神经也会受损，影响脊柱的稳定性，虽经手术治疗，但脊柱的稳定性及软组织并未完全恢复，因而需要继续佩戴支具辅助治疗。佩戴支具下地活动主要作用是减少椎体的负荷，固定受损的脊柱，促进骨折的愈合及软组织恢复，减少疼痛，最大限度保护术后脊柱的稳定性，对于患者是利多弊少，缩短住院时间和花费，有利于康复及早期功能锻炼。佩戴支具可根据病情掌握佩戴时间，症状较重时应随时佩戴，轻症可在外出或较长时间站立及保持固定姿势时使用，在睡眠及休息时取下。佩戴支具（图28）不可长期使用（连续使用不超过3个月），要通过功能锻炼来加强颈腰背肌肉的力量，以免肌肉退化萎缩。

（莫华勇、张盛强）

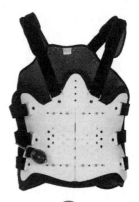

图28

51. 为什么脊椎骨折患者功能锻炼应遵循力量和耐力训练并重的原则？

答：脊椎骨折的患者因疼痛、卧床及缺少功能锻炼等原因致气血运行不畅，筋骨失养出现颈腰背肌及四肢肌肉力量和耐力下降，因此脊椎骨折患者功能锻炼应遵循力量和耐力训练并重的原则。力量是肌肉力量大小的指标，也就是肌力，只有达到一定的力量才能进行行走及完成一些动作，而耐力是指人体长时间进行持续肌肉工作的能力即对抗疲劳的能力。耐力的提高不仅取决于人的发育成熟，而且也和负荷要求有关。合乎规律的耐力性负荷训练可使肌肉、器官、心肺、血液、免疫系统以及物质代谢调节出现适应现象。要发展耐力素质就要增强肌肉力量及提高肌肉耐力的训练。肌肉力量的增长，是通过锻炼逐步达到的，在具有一定肌肉力量的同时，还必须具备力量的持续性（即耐力），才能完成人体的各项要求。

（丁灿群、张盛强）

52. 为什么脊椎骨折患者早期治疗以活血化瘀为主？

答：对脊椎骨折患者，中医根据骨折愈合分为早中晚三个阶

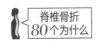

段，根据病情的发展，配以不同的药物及食物以促进血肿的吸收及骨痂的生成。骨折早期（1~2周）因受伤部位瘀血肿胀，经络不通，气血阻滞，此时治疗以活血化瘀为主，中医认为瘀不去则骨不生，瘀去生新骨，瘀血阻隔骨折端造成骨折端生长缓慢，因此脊椎骨折患者治疗，早期以活血化瘀、通络止痛为治则，用身痛逐瘀汤等加减。饮食宜清淡易消化，多进食新鲜蔬菜瓜果，辅以活血化瘀、消肿止痛、健脾胃之品。如：田七、木耳、金针菇、桃仁等，忌辛辣、燥热、肥腻等动火留邪食品，如辣椒、桂皮、白酒等。药膳方：田七桃仁瘦肉汤、田七炖田鸡、木耳炒瘦肉等。

（丁灿群、张盛强）

53. 为什么脊椎骨折的患者要补充维生素 D ？

答：脊椎骨折患者因卧床休息多，运动少，需要补充钙、磷等以促进骨折愈合及预防骨质疏松，而钙、磷的吸收需要维生素 D；维生素 D 又可将钙、磷从骨中动员出来，使血浆钙、磷达到正常值，促使骨的矿物化，并不断更新，有利于骨折的愈合。良好的营养对于脊椎骨折及预防骨质疏松症具有重要意义，包括足量的钙、磷、维生素 D、维生素 C 以及蛋白质，推荐钙的摄入量为每日 1000~1200mg，维生素 D 的摄入量为每日 400IU。积极补充维生素 D，同时多晒太阳，可以促进维生素 D 的合成，并且要加强局部的功能锻炼。维生素 D 能促进钙和磷的吸收，使血浆钙和血浆磷的水平达到饱和程度，促进生长和骨骼钙化，又防止氨基酸通过肾脏损失，有助于骨折的愈合，因此脊椎骨折的患者要补充维生素 D。

（丁灿群、张盛强）

54. 为什么脊椎骨折患者在愈合期时以卧床锻炼为主？

答：骨折愈合过程分三个阶段：①血肿机化期，这一阶段纤维连接生长约需 2 周；②骨痂形成期，即骨折已达临床愈合阶段，此期约需 2 个月；③骨痂塑形期，虽然脊椎骨折患者在伤后 3 个月以内都属于愈合期，骨痂已形成并开始塑形，但尚未稳定并完全愈合，若受到较大压力或负重，可使骨折再次受创，所以应避免脊柱过度前屈，更不宜过早直立、负重太久及剧烈运动，以免加重骨折椎体的变形及再次骨折，因而脊椎骨折患者在愈合期时以卧床锻炼为主。

（丁灿群、张盛强）

55. 为什么脊椎骨折患者在卧床锻炼时要注意四肢各关节活动？

答：脊椎骨折的患者因疼痛、卧床及缺少功能锻炼等原因致气血运行不畅，筋骨失养出现颈腰背肌及四肢肌肉力量和耐力下降，甚至出现肢体肌肉失用性萎缩、关节挛缩和骨骼脱钙等。而脊椎骨折愈合过程要经历以下几个阶段：骨折本身愈合，肉芽组织的形成，骨痂形成，代替骨痂的板层骨组织，以及重建骨后的正常形态。但骨折的修复组织不是来源于骨本身，而是来源于周围组织，周围组织在脊椎骨折愈合中起着关键的作用，所以脊椎骨折患者在卧床进行腰部锻炼的同时，更应注意四肢各关节的运动（图29），以预防肢体肌肉失用性萎缩、关节挛缩和骨骼脱钙。下肢各关节有节律的运动能促进血液循环，预防下肢血栓形成。

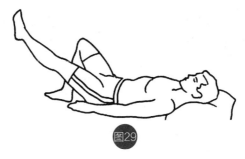

图29

（丁灿群、张盛强）

56. 为什么脊椎骨折患者要加强呼吸功能锻炼？

答：脊椎骨折患者因疼痛不敢深呼吸，长期卧床及平卧位也不利于呼吸，导致肺功能下降，容易发生肺炎。特别是颈髓损伤患者，肋间肌及腹肌均麻痹，只剩膈肌作用，因此肺的膨胀不全，更易发生肺炎。因此，要帮助患者定时翻身拍背排痰，鼓励患者多饮水，痰液黏稠者行雾化吸入稀释痰液，通过痰液排出，保持呼吸道通畅。脊椎骨折患者由于长期卧床，甚至有的患者高位截瘫，肺部分泌物无法自主排泄出来，易引起肺部感染，要多鼓励患者深呼吸、咳嗽及咳痰，可增强患者的呼吸功能，同时减少肺部感染的机会（图30）。

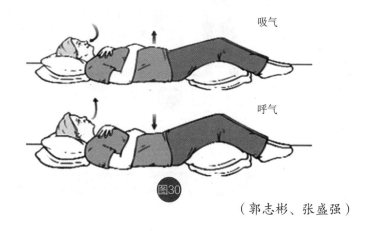

吸气

呼气

图30

（郭志彬、张盛强）

57. 为什么骨质疏松患者禁搬重物？

答：骨质疏松症是由于多种原因导致的骨密度和骨质量下降，骨微结构破坏，造成骨脆性增加，从而容易发生骨折的全身性骨病。据统计，搬重物（图31）是常见的脊椎骨折的诱因，多是由于姿势不当等引起的，当搬运重物时胸腰椎承受的压力变大，加上骨质疏松本身的骨密度下降，这变大的压力很容易使胸、腰椎挤压变扁，进而形成胸、腰椎的压缩性骨折。

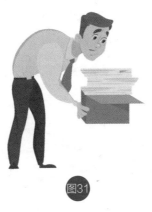

图31

（郭志彬、张盛强）

58. 为什么搬运脊椎骨折的患者应选用硬板床担架或木板？

答：脊柱是人体的中轴和支柱，是连接四肢的纽带，具有负重、平衡、吸收震荡和保护内脏器官的作用。脊柱各椎骨的椎孔连接在一起，形成椎管，内有脊髓，严重的脊椎骨折可殃及脊髓，造成不同程度的截瘫。即使骨折当时未伤及脊髓，但若现场处理不当或搬运患者时体位不合适，也可发生继发性脊髓损伤，导致或加重截瘫，给患者造成难以弥补的损失，硬板床担架或木板（图 32）能使脊柱保持平直，避免屈曲和扭转，不仅不会加重患者疼痛，还避免了加重脊椎移位及导致脊髓损伤。所以，怀疑有脊椎骨折时，在现场进行正确的处理及转运就显得尤为重要，可防止二次损伤。

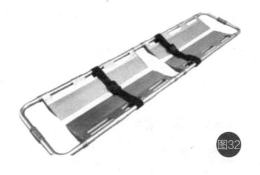

图32

（郭志彬、张盛强）

59. 为什么搬运脊椎骨折患者时切忌用一人抬肩、另一人抬腿的搬运法？

答：脊柱各椎骨的椎孔连接在一起，形成椎管，内有脊髓，严重的脊椎骨折可殃及脊髓，造成不同程度的截瘫。脊椎骨折后，不能轻易移动患者，应依照患者伤后的姿势进行就地固定。如事故现场仍有危险必须移动、搬运患者到安全地带时，应小心地避免脊柱的弯曲和扭转，绝对禁止一人抬肩一人抬腿的错误抱法。颈椎骨折患者，要固定好头颈部，有条件时给患者戴上颈套或由专人扶持头部或用钢丝头盔固定。对于胸腰段脊椎骨折的患者，在搬运过程中，应始终保持脊柱处于正中位，至少要有三个人同时搬运患者，搬运时三人都蹲在患者一侧，一人托住肩胛部，一人负责腰臀部，一人扶住伸直的双下肢，协调一致地将患者移动至平板上，取仰卧位，周围用软布料垫好（图33）。然后，迅速转运至有条件的医院，行进一步检查处理。

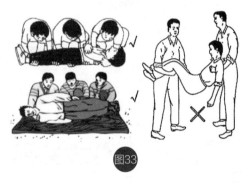

图33

（郭志彬、张盛强）

60. 为什么搬运疑有颈椎骨折的患者至少需要三个人？

答：发生颈椎骨折时，如果周围没有人，则应耐心等待来人。要注意，这种骨折只要动一动就可能致命。因为脊椎中央有脊髓神经通过，这些神经像电缆一样能把大脑的命令

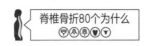

传达到全身，又能把身体的感觉传向大脑。如果骨折切断或压迫脊椎骨中的神经，颈以下就会完全麻痹，有时会使呼吸停止。如果在骨折当时已把神经切断，那是毫无办法的。但是如果由于粗暴的搬动而切断了神经，那就太遗憾了。对颈椎损伤者，应由一人专门扶住头部，沿纵轴向上略加牵引，两人分别扶住躯干和下肢，使头、颈随躯干一同移动（图34），这样可以避免加重损伤。

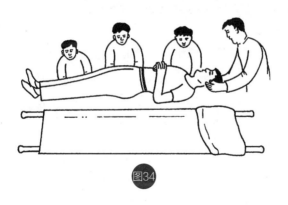

图34

（郭志彬、张盛强）

61. 为什么上颈椎损伤的患者需密切观察呼吸情况？

答：第1、2颈椎合称为上颈椎，第3~7颈椎合称为下颈椎。由于上颈椎比下颈椎活动度大，所以上颈椎急性损伤也

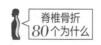

比下颈椎损伤常见。上颈椎椎管宽大，其对应的颈脊髓内有心跳呼吸中枢，当上颈椎损伤时，要么对应的颈脊髓不受累，神经症状轻微，要么对应颈脊髓中的心跳呼吸中枢同时受损伤，所以上颈椎损伤的患者需密切观察呼吸情况，否则当呼吸中枢受损时，患者可能会立即死亡。

（李明明、张盛强）

62. 为什么脊椎骨折要注意皮肤？

答：脊椎骨折可以引起很多的并发症，早期急性损伤的并发症有：休克、邻近脏器的损伤、合并脊髓的损伤。随着治疗过程的延续，还会出现其他并发症，像脊椎骨折合并脊髓损伤的患者，由于长期的卧床，很容易发生褥疮，因为这样的患者皮肤感觉会明显减弱，皮下组织受压后缺血而破溃、坏死，所以应密切注意皮肤的情况，保持躯干受压部位清洁、干燥（图 35），多翻身，

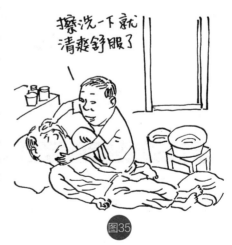

图35

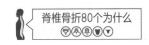

定时更换体位，每天定时在受压部位用手掌或三指进行抚摩，保持局部血液循环。

（李明明、张盛强）

63. 为什么脊椎骨折要注意头部情况？

答：脊椎骨折，尤其是颈椎骨折，其对应的颈脊髓内有心跳呼吸中枢，而且是脑部神经向下的一个延续，当发生急性损伤的时候，常合并多发伤如颅脑、胸、腹等邻近脏器的损伤，邻近的脏器当中以颅脑的损伤危险性最大，可危及生命，所以脊椎骨折的患者，应注意头部情况。如出现头晕头痛、恶心呕吐等症状时，需马上做进一步检查以排除颅脑损伤，先处理紧急情况，抢救生命。

（李明明、张盛强）

64. 为什么颈椎骨折要注意吞咽功能？

答：颈椎骨折的患者，有些可以中医治疗，而有些则要行手术内固定治疗。如果需要接受手术治疗，术后应密切注意患者吞咽及进食的情况，因为有些患者术后容易出现喉头水肿，引起呼吸困难及进食困难。当出现呼吸困难及吞咽障碍时，应采用雾化吸入，以缓解喉头黏膜水肿的情况。

（李明明、张盛强）

65. 为什么脊椎骨折要注意腹部情况？

答：外伤后的脊椎骨折患者，由于腹膜后血肿对自主神经的刺激，再加上骨折后需要较长一段时间的卧床休息，期间缺少运动，导致肠蠕动减慢，因此常有腹胀、腹痛等表现，受伤后需注意腹部胀痛的情况变化，注意与腹腔脏器损伤进行辨别，必要时可做腹部的彩超检查。如果出现便秘、腹胀，可每日按摩腹部，以脐部为中心，顺时针方向按摩以促进肠蠕动，预防便秘的发生。

（李明明、张盛强）

66. 为什么脊椎骨折需检查四肢肌力？

答：脊椎骨折时应考虑到脊髓损伤的可能。严重外力作用下，除骨折外，还伴脊髓、韧带、椎间盘损伤，使稳定脊柱的因素大部分被破坏，在搬运中易发生移位，损伤脊髓或马尾神经。因此，脊椎骨折后，均需进行相应的四肢肌力检

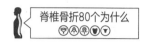

查（图36），以便能及时做出是否有脊髓损伤的判断。由于脊神经支配的肢体运动与感觉具有节段性分布的特点，因此可根据四肢肌力丧失区域，来推断脊髓损伤的平面。

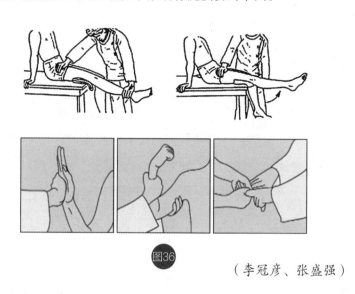

图36

（李冠彦、张盛强）

67. 为什么脊椎骨折要注意四肢运动？

答：脊椎骨折患者若损伤了脊髓，可致四肢肌力减弱或消失，而且由于长时间卧床，运动减少，四肢肌肉易出现失用性肌萎缩，故需注意患者四肢运动情况，若四肢肌力尚可，需加强肢体活动以防止肌肉萎缩、肌肉痉挛、关节僵硬等。

（李冠彦、张盛强）

68. 为什么脊椎骨折要注意饮食?

答:脊椎骨折可分为早、中、晚三个时期,每个时期都应注意饮食,以促进病情的恢复。早期饮食应以平淡为主,如蔬菜、蛋类、鱼汤、瘦肉等,忌食酸辣、油腻食品,除此之外还应忌食骨头汤、肥鸡、炖水鱼等。若食用此类食品可导致骨痂生长迟钝。中期饮食应由平淡转为得当的高营养补充,可食用骨头汤、田七煲鸡、动物肝脏之类,以补给更多的维生素、钙、蛋白质。后期可食用老母鸡汤、猪骨汤、羊骨汤、鹿筋汤、炖水鱼等,能喝酒者可选用杜仲骨碎补酒、鸡血藤酒等。

(李冠彦、张盛强)

69. 为什么要注意脊椎骨折患者的心理健康?

答:突如其来的事故、恐惧与担心疾病的预后是否致残,使患者一时无法进入角色,加上周围陌生的环境和生疏的人群,更会增加患者的焦虑、恐惧、不安的心理,这时首先需要我们帮助其熟悉环境。骨折会使其精神紧张,产生恐惧、绝望等不良情绪反应,应有针对性的,迅速与患者做心理沟

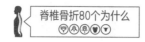
通，耐心细致地向患者解释其骨折的情况。

（李冠彦、张盛强）

70. 为什么有些脊椎骨折患者需要留置尿管？

答：脊椎骨折需要长时间绝对卧床休息，意味着患者不能自行下地小便，留置导尿的目的是解除患者不适应床上排泄方式的问题。另外，脊椎骨折有可能伤及马尾神经导致不能排尿，留置尿管有利于排空膀胱，减轻膀胱的压力。

（李冠彦、张盛强）

71. 为什么脊椎骨折患者留置尿管后需要适时拔出尿管？

答：导尿是一种侵入性操作，部分患者长时间留置尿管可能会引起尿路感染，而且长时间的留置尿管，会使膀胱的憋尿功能减退，从而容易引起尿失禁，所以脊椎骨折患者留置尿管后需要适时拔出尿管，在留置尿管的同时，也要适时的夹闭导尿管，锻炼膀胱的憋尿功能。

（谭启恩、张盛强）

72. 为什么外伤致脊椎骨折要制动？

答：脊椎骨折需要绝对卧木板床休息，不可轻易搬动患者。通常脊椎骨折由巨大暴力引起，骨折常不稳定。脊椎骨折的并发症包括截瘫、疼痛、畸形及功能障碍。脊椎骨折制动的目的在于稳定骨折的基础上保护或者促进脊髓神经功能的恢复，预防脊柱畸形发生，最大限度地改善临床功能预后，否则会引起新的损伤，导致或加重瘫痪。

（谭启恩、张盛强）

73. 为什么脊椎骨折要长时间绝对卧床？

答：由于脊椎骨折后，骨折部位的稳定性被破坏，骨折表面无法承受自身重力，如果经常站立，自身的重力会进一步压缩椎体，有时甚至会将骨折碎片挤进椎管，伤及神经，引起瘫痪，而在平卧时，椎体没有纵向压力，有利于骨折表面愈合。

（谭启恩、张盛强）

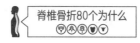
74.为什么脊椎骨折长期卧床会出现头晕?

答:人长期平卧时,下肢肌肉松弛,收缩功能减弱,会促使血液回流的能力下降,回流心脏的血量不足,导致血压降低,供给脑部的血液不足,从而会引起头晕。另外,长期卧床颈背部长期受压,也会引起大脑供血不足,诱发头晕。

（谭启恩、张盛强）

75.为什么脊椎骨折卧床时要多翻身?

答:脊椎骨折患者,因活动受限,宜卧床休息,使得腰骶部组织长期受压,受压部位的血管长时间不通畅,血管中营养物质长时间达不到受压的部位,会发生持续缺血、缺氧、营养不良而致皮肤组织溃烂坏死,形成褥疮。经常翻身拍打(图37),可以加速局部的血液循环,可以减少此类情况的发生。

（谭启恩、张盛强）

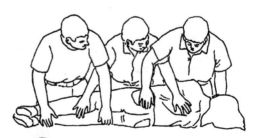

图37 脊柱脊髓损伤及脊柱手术病人的翻身

76. 为什么脊椎骨折患者长期卧床会出现肌肉萎缩？

答：人在直立时，肌肉保持一种持续的、轻度的收缩，称为肌张力，而且人在直立行走时，四肢的肌肉会得到很好的锻炼。平卧时，肌张力要比站立时减小很多。由于久病卧床，肌张力持续减小，肌肉便会萎缩无力（图38）。

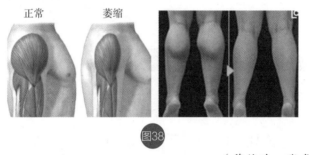

正常　　　萎缩

图38

（黎俊玲、张盛强）

77. 为什么脊椎骨折患者开始行走锻炼时会乏力？

答：长期卧床，肢体肌肉缺乏运动，肌肉的力量会下降，收缩功能减弱，而人体行走主要是靠四肢肌肉的收缩功能来完成的，所以早期锻炼时会感觉乏力。

（黎俊玲、张盛强）

78. 为什么脊椎骨折致瘫痪卧床的患者后期需行针灸推拿治疗?

答：中医针灸和推拿（图39）有行气活血的作用，能直接作用于局部肌肉，促进肌肉的血液循环，而且推拿可以被动锻炼瘫痪的肢体，避免肌肉的萎缩和关节的畸形僵硬。所以，脊椎骨折致瘫痪卧床的患者后期需行针灸推拿治疗。

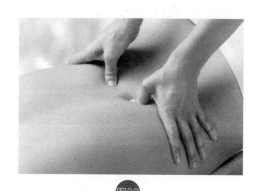

图39

（黎俊玲、张盛强）

79. 为什么脊椎骨折患者在天气变化时感觉有点痛?

答：天气变化，阴雨、潮湿天气，温度下降，会引起血管收缩，肌肉收缩痉挛，气血运行不畅，则筋骨失养，不通则痛。

（黎俊玲、张盛强）

80. 脊椎骨折有哪些治疗措施？

答：脊椎骨折的治疗分为以下几类：①恰当的急救处理。②根据脊柱损伤的不同类型和程度，选择恰当的复位方法。③可选择牵引、支架、石膏等固定方法。④对于不稳定、伴有神经脊髓损伤的脊椎骨折需尽快手术治疗。⑤药物治疗：早期活血化瘀，消肿止痛；中期活血和营，接骨续筋；后期补益肝肾，调养气血。⑥早期功能锻炼。

（黎俊玲、张盛强）